AF391339

HIGIÈNE PUBLIQUE.

HYGIENE PUBLIQUE.

DE

L'ASSAINISSEMENT DE LA VIDANGE

ET DE LA

SUPPRESSION DES VOIERIES

DE LA VILLE DE PARIS,

PAR

MM. J. P. SUCQUET,

Docteur en médecine,

ET L. KRAFFT,

Élève de M. Gay-Lussac.

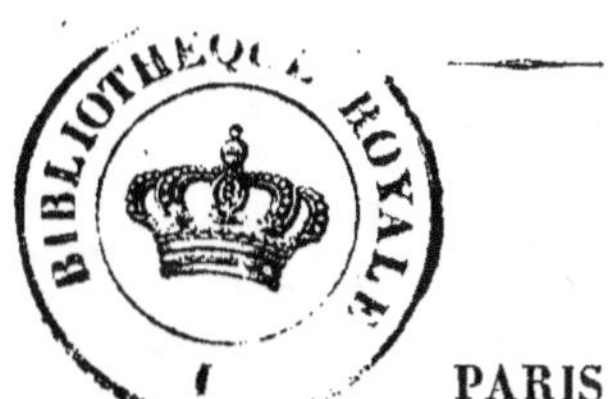

PARIS

IMPRIMERIE DE FÉLIX LOCQUIN ET Cie,
Rue Notre-Dame-des-Victoires, 16.

1840.

DE

L'ASSAINISSEMENT DE LA VIDANGE

ET DE LA

SUPPRESSION DES VOIERIES

DE LA VILLE DE PARIS.

Parmi les causes d'insalubrité qu'une grande population entretient incessamment autour d'elle, les matières des fosses d'aisance et les voiries destinées à les recevoir méritent spécialement de fixer l'attention générale. Soit à cause des erreurs primitives des législateurs qui ont amené l'état actuel, soit à cause de l'accroissement rapide de sa population, Paris, plus que toute autre ville, peut-être, demande une réforme efficace et prompte de cette partie du service sanitaire.

Exception faite de quelques améliorations de peu d'importance introduites de loin en loin, la vidange est restée ce qu'elle fut toujours : une opération quelquefois dangereuse pour les ouvriers, souvent fâcheuse pour les objets d'art, toujours incommode pour les habitants. Les voiries font encore aujourd'hui peser sur les quartiers ou les communes environnants, une triste et onéreuse servitude qui en éloigne le luxe ou le commerce.

En face de cette situation, on se demande comment, après les progrès de toutes les sciences si fertiles en heureuses applications, dans une ville qui en est le berceau le plus fécond, cette question d'hygiène publique n'a pas encore reçu de solution? Serait-il vrai qu'il fallût désespérer de voir mettre en pratique des procédés plus en harmonie avec les ressources de son industrie, l'élégance de ses habitudes et de ses mœurs?

Au moment où l'administration municipale tente de nouveaux efforts, au moment où une commission éclairée qui compte dans son sein la plus haute personnification de la science, délibère sur les moyens d'atténuer par l'éloignement les inconvénients du système actuel de voiries, on ne lira peut-être pas sans intérêt les résultats de notre travail et de nos recherches.

On veut aujourd'hui supprimer Montfaucon, et la ville est disposée, dit-on, à voter deux millions pour le transport des matières à Bondy. Cette proposition mérite qu'on l'examine tant sous le rapport de ses avantages que sous celui de sa possibilité. Sous le premier point de vue elle ne change rien à l'insalubrité de la vidange. Comme par le passé, chaque maison deviendra tour à tour un foyer d'émanations infectes, et la ville sera sillonnée tous les soirs par ces charrettes qu'on devine à leur odeur et qu'on ne peut éviter à une certaine heure dans Paris. Mais ces matières une fois extraites, comment se fera leur transport?.. Sera-ce par le canal de l'Ourcq? Mais on fournirait au public un grave prétexte de blâme contre ses eaux, et un savant ingénieur anglais le disait à M. Arago : l'eau, comme la femme de César, doit être à l'abri du moindre soupçon. Aujourd'hui, d'ailleurs, que ce canal est devenu pour les voyageurs une route suivie, on ne saurait donner aux vidanges une semblable direction. S'arrêtera-t-on au projet d'un chemin de fer de Paris à Meaux chargé de faire le service des matières à Bondy? Il serait plus prudent alors de lui donner cette dernière et unique destination. La première, en effet, deviendra bientôt inutile; car ce ne sera ni l'amour de la promenade ni celui de la compagnie qui pourra faire choisir cette voie de circulation. Où se trouverait encore le débarcadère dans Paris? Quel quartier ne repoussera pas énergiquement l'idée de devenir ainsi l'affluent de toutes les vidanges?.. Sait-on d'ailleurs combien coûterait leur transport à Bondy? En 1834 il eût coûté 144,000 francs, et cette dépense, qui revient tous les ans, s'est depuis accrue, s'accroît encore et s'accroîtra beaucoup, parce que tous les jours les fosses d'aisances perdent moins de liquides et que tous les jours on y en jette davantage, l'usage des bains à domicile et l'emploi des cuvettes à l'anglaise se perpétuant de plus en plus. Les frais de transport ne sauraient assurément être couverts par la somme de 166,000 francs que la ville reçoit des adjudicataires des voiries. Cette ferme subirait d'ailleurs une dépréciation; car les matières n'ont du prix aujourd'hui qu'à cause de leur position aux portes de Paris, près de la basse Seine, des canaux du centre qui les disséminent pour fournir aux besoins de l'agriculture de la Normandie, la Bretagne et tout le long de la Loire, et si on les transportait à Bondy, on leur enlèverait de leur valeur; car pour les livrer au commerce, il faudrait les ramener encore à Paris.

Mais, en admettant même que toutes ces difficultés fussent de nature à être aplanies, il resterait encore un dernier point à examiner. Bondy est-il susceptible de recevoir les vidanges? Non. Les bassins qui composent cette voierie se trouvent à plus d'un mètre en contre bas de la nappe d'eau qui existe dans toute la contrée, et aujourd'hui, quoiqu'ils ne reçoivent qu'un quart des matières, les sources qui jaillissent du sol font partout déborder ces bassins dans les environs.

Le projet sur lequel la commission municipale est appelée à se prononcer, outre qu'il laisserait subsister la plus grande partie des inconvénients actuels, qu'il soulèverait une question financière ruineuse, est donc de sa nature impossible.

Mais l'état de choses présent est aussi également impossible. Placé aux portes de la ville, Montfaucon envoie, par nos belles soirées d'été, ses produits miasmatiques jusques sur les boulevards du Temple et les quartiers voisins. Que faire alors ?..

C'est sous l'empire de ces faits que nous avons entrepris le travail dont nous allons exposer rapidement les résultats. Ignorés encore du plus grand nombre, ils sont déjà mis en circulation sous un aspect informe et défiguré. Aussi, nous hâtons-nous de provoquer un examen sérieux, un examen tel que le demandent la gravité des circonstances, une œuvre consciencieuse et difficile, tel que nous le promet la haute position des juges auxquels nous en appelons.

Pour résoudre le problème que présente le système actuel de vidange et de voieries de la ville de Paris, il faut :

1° Desinfecter avant l'extraction, rapidement, économiquement, les matières des fosses d'aisance, tant liquides que solides, sans ajouter beaucoup à leur volume.

2° Enlever ces matières sans danger pour les ouvriers, sans inconvénient pour les peintures et les objets d'art qui peuvent se trouver dans les habitations, sans incommodité pour les habitants, et sans rien changer au matériel et au procédé de vidange.

3° Traiter ses produits dans les vingt-quatre heures, de façon à ce qu'on puisse livrer immédiatement les solides au commerce, utiliser une partie des liquides et abandonner l'autre à l'état d'eau transparente, inodore et incapable de putréfaction ultérieure.

Ainsi posée, la question embrasse toutes les difficultés. Sa solution remédierait à l'insalubrité de la vidange et conduirait à la suppression des voiries. Nous le disons ici avec conviction, cette solution est possible, facile même, et nous écrivons avec l'assurance d'être immédiatement compris par ceux qui possèdent les premiers éléments de la chimie.

Les matières des fosses d'aisance doivent leur infection à l'hydrogène sulfuré et à l'hydro-sulfate d'ammoniaque qu'elles contiennent en abondance. Ce sont ces gaz éminemment toxiques qui déterminent l'asphyxie complète ou partielle des vidangeurs, soit par eux-mêmes, soit par la décomposition de l'air des fosses, qu'ils réduisent à de l'azote presque pur, en formant de l'eau avec son oxigène et en laissant déposer du soufre. Ce sont ces gaz qui s'élevant rapidement dans les maisons, noircissent les peintures et l'argenterie en formant un sulfure métallique. Ce sont eux enfin qui donnent à la vidange son odeur hydro-sulfurée et caractéristique. Ces gaz détruits, les matières ont une odeur très variable et tellement faible qu'il faut vouloir la constater pour la reconnaître. Le carbonate d'ammoniaque qu'elles contiennent reste dissous, et les analyses de l'air des fosses faites par MM. Thénard et Dupuytren n'en ont accusé que deux ou trois centièmes. On aurait encore pu croire, *à priori*, qu'après la désinfection, la vidange conservait une odeur particulière de matière animale : il n'en est rien. La fermentation putride a ramené tous les éléments à la production de l'hydrogène sulfuré, du carbonate, acétate, hydro-sulfate d'ammoniaque, toujours derniers résultats de leur putréfaction, car nous y avons inutilement recherché l'hydrogène phosphoré.

Nous détruisons l'hydrogène sulfuré et l'hydro-sulfate d'ammoniaque au moyen des oxides métalliques hydratés. Il se forme un sulfure métallique insoluble et inodore, de l'eau et de l'ammoniaque qui se dissout dans les liquides contenus dans la fossc. Cette réaction, l'une des plus sûres de la chimie, ne surprend que par sa simplicité. Elle est en effet écrite partout et partout appliquée tous les jours.

Mais comment introduire ces oxides et les mettre en contact avec les matières, sans émanation?.... Des expériences publiques ont été faites. Nous avons depuis tenu compte des observations faites alors sur cette question toute de mécanique, nous l'avons heureusement résolue par de nouveaux essais, et des hommes spéciaux eussent d'ailleurs toujours, par la suite, fait disparaître ces légères difficultés.

On désinfecte les liquides indépendamment du solide. En effet, les matières se trouvent séparées dans les fosses par leur pesanteur spécifique, sauf quelques cas aujourd'hui de plus en plus rares où l'on rencontre à l'ouverture seulement un ciel qui n'a jamais un pied d'épaisseur. Cette couche formée par des matières en fermentation et entraînée par les gaz développés dans leur intérieur, au lieu de gêner l'opération ne pourrait que la rendre plus facile en s'opposant à l'issue des gaz.

La désinfection des eaux vannes, où étaient venus échouer tous les procédés, est désormais un fait acquis et un fait d'une haute importance, puisqu'elles forment la partie la plus abondante des vidanges, celle dont il est le plus difficile de se débarrasser, et qu'enfin elles deviennent une des plus intéressantes, car c'est sur elle que roule toute la préparation de la matière désinfectante.

Une fois inodores, on les décante à la pompe par les procédés actuels. Il reste ensuite un quart à un sixième environ de matières épaisses. On les mélange au rable avec quelques sceaux d'oxide et on peut alors les enlever sans inconvénient.

Cette désinfection résout donc les deux premiers points du problème. Elle est instantanée; car aussitôt que les matières se touchent, la réaction a lieu. Elle est économique; car nous montrerons tout à l'heure que les oxides métalliques ne coûteront absolument rien. Elle n'ajoute presque rien aux matières ; car 4 d'oxide pâteux en désinfectent 100 et au delà. La vidange se fera sans danger pour les ouvriers, pour les objets d'art et sans incommodité pour les habitants ; car les gaz qui asphixient les uns et noircissent les autres, les gaz qui donnent à la vidange leur odeur spéciale, ne sauraient éviter l'action du réactif métallique. La désinfection ne change rien au matériel actuellement en usage. Les entrepreneurs ordinaires, au lieu de diriger les matières de tous les points sur Montfaucon ou Bondy, les apporteraient dans diverses usines, ayant chacune leur circonscription limitée, élevées sur divers points de la circonférence de Paris, et, en échange, ils recevraient la quantité d'oxide nécessaire à leurs travaux particuliers du lendemain.

Esquissons maintenant à grands traits les détails les plus importants du traitement que les vidanges vont éprouver dans ces usines, traitement qui a pour but la dernière partie du problème, la suppression si souvent réclamée des voieries. Il est différent pour les liquides et pour les solides.

Les liquides versés avec de la chaux et un peu de charbon dans des chaudières fermées sont portés à l'ébullition, les sels ammoniacaux qu'ils contiennent ainsi décomposés, fourniront de l'ammoniaque en vapeur qui sera condensé avec soin. Les résidus de cette rapide distillation, complètement inodores et incolores, pourraient alors être versés sur la voie publique sans qu'on puisse se douter de leur origine, et sans inspirer la crainte d'une putréfaction ultérieure. En effet, si après la désinfection ils contenaient encore quelques matières organiques en dissolution, elles auraient été détruites par la chaux. L'ammoniaque condensé sera employé à précipiter de la couperose verte (sulfate de fer); il se fait alors du sulfate d'ammoniaque et de l'oxide ferreux. On les sépare par filtration. Le sulfate d'ammoniaque est livré au commerce, et l'oxide de fer recueilli constitue la matière désinfectante ; elle ne demande donc aucune opération particulière, puisqu'elle s'obtient dans le cours de la fabrication du sulfate d'ammoniaque.

Dans une question aussi importante et qui peut recevoir une application sur une échelle aussi étendue, la possibilité d'obtenir toujours la matière désinfectante en quantité suffisante et la modicité de son prix devaient être pour nous les premières conditions à réunir. On jugera par l'exposé suivant si nous y avons réussi.

Le sulfate de fer se rencontre partout abondamment ; la France en exporte annuellement plus de 600,000 kilog. ; un grand nombre d'usines en ont suspendu la fabrication, parce qu'elles ne lui trouvaient pas de débouchés suffisants, et il existe dans notre pays des masses énormes de schistes ferrugineux qui pourraient devenir l'objet d'une exploitation intéressante, si cette industrie recevait une activité nouvelle et inespérée. Une des matières premières ne saurait donc manquer. D'un autre côté, la source qui doit fournir l'ammoniaque nécessaire à la précipitation de l'oxide de fer, pourrait-elle jamais s'épuiser, puisque ce sont les liquides extraits journellement des fosses d'aisance qui alimenteront les besoins du lendemain. Nous pouvons affirmer ici que ces liquides en contiennent beaucoup au delà de ce qu'il faut pour précipiter la quantité d'oxide necessaire à leur désinfection et à celle du solide contenu dans les fosses.

Si les premiers éléments de la matière désinfectante seront toujours assez abondants, elle sera d'autre part toujours accessible à notre industrie par la modicité de son prix. Le sulfate de fer vaut depuis 8 jusqu'à 12 fr. les 100 kilog. Cette quantité, traitée par l'ammoniaque, donnera 52 kilog. 26 gr. de sulfate d'ammoniaque qui, à raison de 90 fr. les 100 kilog., donneront 47 fr. La différence couvre bien au delà les frais d'extraction :

L'oxide de fer désinfectant ne coûterait donc absolument rien.

Si quelques personnes pouvaient encore concevoir des inquiétudes sur la possibilité d'appliquer ces résultats à l'énorme quantité des matières enlevées tous les jours, nous ferions ici pour elles le calcul suivant : On extrait dans Paris, les dimanches et fêtes exceptés, 400 mètres cubes environ de matières tant solides que liquides. Il faudrait, pour en opérer la désinfection, 16,000 kilog. d'oxide de fer pâteux. Pour obtenir cet oxide, on emploierait 6,153 kilo. de sulfate de fer. En acceptant ici le prix le plus élevé, cette quantité coûterait 738 fr. 36 cent., dépense bien compensée sans doute par la valeur du sulfate d'ammoniaque produit. En résumant ce qui concerne la matière désinfectante, on voit ainsi qu'elle ne pourra jamais manquer, qu'elle n'exige aucun travail particulier et qu'elle n'a aucune valeur. Remarquons que son volume ne pourra jamais embarrasser, car huit tonnes de vidangeur suffiraient à sa circulation, et cette quantité, dirigée tous les soirs sur 40 points de Paris à la fois, serait en quelque sorte imperceptible. Ces résultats que nous donnons ici avec confiance peuvent supporter le contrôle le plus minutieux. Nous ne craignons point d'initier tous les esprits aux détails de nos recherches, la vérité ne perd rien en se vulgarisant, lorsqu'elle est ainsi passée dans toutes les convictions elle n'est pas loin de se traduire en faits.

Il nous reste encore à examiner le traitement qui concerne les vidanges solides. Si, après leur désinfection on les abandonnait en masse à elles-mêmes, laissant à l'évaporation spontanée le soin de les dessécher, elles pourraient encore peut-être contracter une odeur désagréable. Il convenait donc alors de les sécher rapidement, afin de pouvoir les livrer immédiatement au commerce ou les emmagasiner sans inconvénient. Ici se présentait une nouvelle question intéressante sous le rapport de l'agriculture, celle de la qualité de l'engrais à obtenir. Il fallait employer une poudre absorbante qui, mélangée en faibles proportions, pût rapidement boire l'humidité de ces matières sans nuire à leur valeur fertilisante. Le plâtre réunit cette double condition. Celui que nous emploirons à cet usage n'est autre que les menus plâtras provenant des démolitions journalières de Paris. Chauffés de nouveau, ils regagnent en grande partie la faculté d'absorber l'eau, et mélangés avec les matières dans le rapport d'un quart à un sixième, ils les ramènent à un état de dessiccation satisfaisante. A leur arrivée dans les usines les vidanges désinfectées y seraient donc immédiatement brassées dans des bassins avec du plâtre et solidifiées dans les vingt-quatre heures. Cette poudrette artificielle est alors inodore, incapable de fermenter en masse, car le plâtre prévient cette fermentation, ainsi que l'avait démontré Parent-Duchâtelet.

Cet engrais serait nécessairement supérieur à celui qu'on prépare par les procédés actuels : le plâtre ne pourra qu'ajouter par lui-même à sa qualité. Il n'aura rien perdu d'ailleurs par la putréfaction que les matières subissent aujourd'hui pendant leur long séjour dans le bassin des voieries. Il n'aura rien perdu par le lessivage des eaux de pluie comme aussi par le dégagement de carbonate d'ammoniaque, incessamment exhalé par les poudrettes ordinaires, car le sulfate de chaux (plâtre) aura converti ce carbonate sel volatil en sulfate d'ammoniaque sel fixe.

Ainsi se trouve résolue cette double question de l'assainissement de la vidange et de la suppression des voieries. Double question qui forme cependant un tout si continu, que tout procédé, s'appliquant uniquement à l'une ou à l'autre de ses divisions serait nécessairement incomplète. Aussi l'avons-nous embrassé dans toute son étendue, apportant à chacun des ses détails la même attention et la même étude qu'à tout son ensemble.

Nous livrons au jugement public, sans lui dire ce qu'ils ont coûté, les résultats de recherches pendant lesquelles le désir du bien public a pu seul nous soutenir depuis 1838. C'est aux hommes éminents qui se trouvent à la tête de l'administration municipale, c'est aux membres éclairés de la commission chargée de voter des sommes considérables pour le transport des vidanges à Bondy, que nous recommandons spécialement ce travail. Avant de perpétuer la plus grande partie des inconvénients du système actuel, nous espérons qu'ils voudront bien soumettre à l'expérience, qui seule maintenant peut leur donner la dernière valeur tous les faits que nous signalons ici. Qu'ils soulèvent les obstacles que nous avons déjà rencontrés sur notre route, que les expériences soient multipliées, qu'ils daignent y apporter leurs conseils et leurs lumières, cette coopération est digne de tous leurs efforts, et un immense bienfait public laissera des traces ineffaçables de leur édilité.

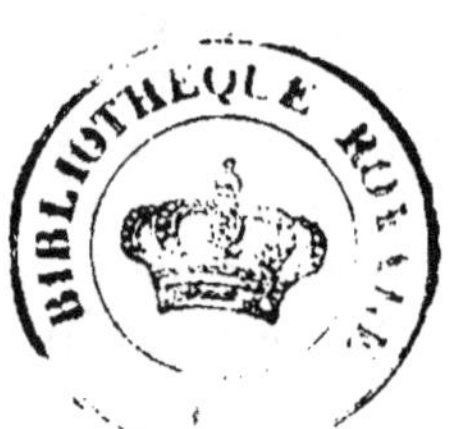